Dieta de Okinawa

by Ren Yuuto

O SEGREDO JAPONÊS PARA PARA
EMAGRECER E VIVER MAIS

Dieta de Okinawa:

O Segredo Japonês para Emagrecer e Viver Mais.

No coração das montanhas do Japão, existe um segredo ancestral que tem fascinado o mundo moderno: o segredo japonês para emagrecer e viver mais. Neste livro informativo e instrutivo, mergulharemos nessa trama de saúde e longevidade, revelando os segredos por trás da dieta japonesa e dos hábitos de vida que têm conquistado a atenção de pessoas ao redor do globo.

A história começa descrevendo a dieta japonesa tradicional, baseada em alimentos frescos, variados e de alta qualidade. Exploramos os pilares da alimentação japonesa, desde o consumo de peixes ricos em ômega-3 até a valorização de vegetais frescos e chás revigorantes. Através de relatos de especialistas em nutrição e nutrólogos renomados, desvendamos como esses alimentos contribuem para uma saúde equilibrada e para o controle do peso.

Além da alimentação, adentramos nos hábitos de vida dos japoneses que promovem longevidade. Desde a prática regular de atividades físicas como o tai chi e o ioga até o costume de se alimentar em porções menores e com calma, cada aspecto é explorado em detalhes. Descobrimos os segredos por trás da disciplina japonesa para manter o equilíbrio entre corpo e mente.

Com base em pesquisas científicas e estudos de casos reais, apresentamos um plano prático para os leitores incorporarem esses princípios em suas próprias vidas, visando alcançar não apenas um peso saudável, mas também uma qualidade de vida superior. Os capítulos se desdobram em orientações passo a passo, receitas japonesas saudáveis e dicas para transformar a rotina diária em um caminho para o bem-estar duradouro.

Os Fundamentos da Dieta de Okinawa

Introdução à Dieta Japonesa

No coração da cultura japonesa, encontramos uma abordagem única e equilibrada em relação à alimentação, que tem conquistado a atenção do mundo inteiro. A dieta japonesa é muito mais do que apenas uma forma de se alimentar; é um estilo de vida fundamentado em séculos de tradição e sabedoria.

Neste primeiro subcapítulo, vamos mergulhar na essência da dieta de Okinawa, uma região no sul do Japão conhecida por abrigar uma das populações mais longevas e saudáveis do mundo. A dieta de Okinawa é um dos pilares da cultura alimentar japonesa, caracterizada por uma combinação harmoniosa de alimentos frescos, coloridos e nutritivos.

Ao explorar a introdução à dieta japonesa, é fundamental compreender os princípios que a norteiam. A dieta japonesa valoriza a simplicidade e a qualidade dos ingredientes, priorizando alimentos frescos e sazonais. A diversidade de cores e sabores presentes em cada refeição reflete não apenas a preocupação com o aspecto nutricional, mas também a apreciação pela estética e pelo prazer de comer.

Além disso, a dieta japonesa é baseada em uma abordagem equilibrada, que inclui uma variedade de grupos alimentares, desde vegetais e frutas até peixes, grãos e legumes. Essa diversidade garante a ingestão de todos os nutrientes essenciais para uma saúde ótima, enquanto mantém as calorias em um nível adequado para manter o peso corporal saudável.

Por fim, a dieta japonesa não se trata apenas do que é consumido, mas também de como é consumido. A cultura japonesa valoriza a alimentação consciente, encorajando a comer devagar, apreciando cada bocado e reconhecendo os sinais de saciedade do corpo.

Aqui é o momento onde estabelecemos as bases para explorar mais a fundo os segredos e benefícios da dieta de Okinawa, revelando como seus princípios podem ser aplicados para alcançar uma saúde plena e um estilo de vida mais longevo.

As Origens da Dieta de Okinawa

Para compreender verdadeiramente a dieta de Okinawa, é essencial mergulhar nas raízes históricas e culturais que deram origem a esse estilo de alimentação tão singular. As origens da dieta de Okinawa remontam a séculos de tradições e influências que moldaram não apenas os hábitos alimentares, mas também a visão de saúde e bem-estar da população dessa região do Japão.

Okinawa, uma ilha situada ao sul do Japão, possui uma história rica e complexa que influenciou diretamente sua culinária e estilo de vida. Durante séculos, Okinawa foi um importante ponto de encontro entre diversas culturas, incluindo a chinesa, a japonesa e a própria cultura local de Ryukyu. Essa mistura cultural se reflete na diversidade de ingredientes e técnicas culinárias encontradas na dieta de Okinawa.

Uma das características marcantes da dieta de Okinawa é o forte uso de vegetais locais e sazonais. Os habitantes da ilha cultivam uma variedade impressionante de vegetais, muitos dos quais são exclusivos da região. Esses vegetais, ricos em vitaminas, minerais e antioxidantes, contribuem significativamente para a saúde e longevidade dos habitantes de Okinawa.

Outro aspecto fundamental das origens da dieta de Okinawa é o consumo moderado de proteínas, com destaque para o peixe.

Okinawa é cercada por águas ricas em peixes como o atum, o salmão e a cavala, que são fontes importantes de ácidos graxos ômega-3 e proteínas de alta qualidade.

A presença regular desses peixes na dieta contribui não apenas para a saúde cardiovascular, mas também para a manutenção de uma pele saudável e um sistema imunológico forte.

Além dos peixes, a dieta de Okinawa inclui o consumo equilibrado de outros alimentos como tofu, soja fermentada, legumes e cereais integrais. Essa diversidade nutricional garante que os habitantes de Okinawa obtenham todos os nutrientes essenciais para uma vida longa e saudável.

É importante destacar que a dieta de Okinawa não é apenas uma questão de nutrição, mas também está enraizada em princípios culturais e sociais. Os okinawanos têm uma abordagem de respeito à comida e valorizam a comida como fonte de saúde e conexão com a natureza e a comunidade.

Ao compreender as origens da dieta de Okinawa, estamos preparados para explorar ainda mais os benefícios dessa abordagem alimentar e como ela pode ser adaptada para promover um estilo de vida mais saudável e equilibrado em qualquer parte do mundo.

Os Princípios Nutricionais da Dieta de Okinawa

A dieta de Okinawa é conhecida não apenas por sua diversidade de alimentos frescos e locais, mas também por seus sólidos princípios nutricionais que sustentam a saúde e a longevidade da população dessa região do Japão. Neste subcapítulo, vamos explorar os princípios nutricionais fundamentais que tornam a dieta de Okinawa tão benéfica para o corpo e a mente.

Diversidade de Vegetais: Um dos pilares da dieta de Okinawa é o consumo abundante de vegetais frescos e coloridos. Esses alimentos são fontes ricas de vitaminas, minerais e antioxidantes, essenciais para fortalecer o sistema imunológico, proteger as células contra danos oxidativos e promover a saúde em geral. Vegetais como folhas verdes escuras, cenouras, batatas doces e pimentões são amplamente utilizados na culinária de Okinawa, garantindo uma variedade de nutrientes em cada refeição.

Ômega-3 dos Peixes: Os habitantes de Okinawa têm o hábito de consumir peixes regularmente, especialmente peixes gordurosos como salmão, sardinha e cavala.

Esses peixes são fontes importantes de ácidos graxos ômega-3, conhecidos por seus benefícios para a saúde cardiovascular, cognitiva e anti-inflamatória. O consumo equilibrado de ômega-3 na dieta de Okinawa contribui para a redução do risco de doenças cardiovasculares, melhorando a função cerebral e mantendo a saúde das articulações.

Soja e Derivados: A soja é um alimento fundamental na dieta de Okinawa, sendo consumida na forma de tofu, missô, edamame e outros derivados. A soja é uma excelente fonte de proteína vegetal de alta qualidade, além de ser rica em fitonutrientes como isoflavonas, que têm propriedades antioxidantes e anti-inflamatórias.

O consumo regular de soja na dieta de Okinawa está associado a benefícios como redução do colesterol LDL, proteção contra certos tipos de câncer e melhoria da saúde óssea.

Arroz Integral e Outros Cereais: O arroz integral é a base dos pratos em Okinawa, proporcionando carboidratos complexos, fibras e uma fonte de energia sustentável.

Além do arroz, outros cereais integrais como cevada, painço e quinoa também são consumidos, enriquecendo a dieta com nutrientes essenciais como vitaminas do complexo B, ferro e magnésio.

Esses cereais integrais contribuem para a saciedade prolongada, controle glicêmico e saúde digestiva.

Ao compreender e aplicar os princípios nutricionais da dieta de Okinawa em nossa própria alimentação, podemos colher os mesmos benefícios para a saúde e bem-estar que têm sustentado a longevidade e a vitalidade dos habitantes dessa região por gerações.

Alimentos-Chave da Dieta de Okinawa

Peixes e Frutos do Mar: Fontes de Proteína e Ômega-3

Na dieta de Okinawa, os peixes e frutos do mar desempenham um papel central como fontes de proteína de alta qualidade e ácidos graxos ômega-3 essenciais para a saúde.

Esta parte do capítulo explora profundamente a importância desses alimentos na alimentação dos habitantes de Okinawa e como eles contribuem para a longevidade e o bem-estar.

Diversidade de Peixes em Okinawa

O litoral rico e as águas abundantes ao redor de Okinawa oferecem uma variedade de peixes e frutos do mar que são consumidos regularmente pela população local.

Peixes como o atum, salmão, sardinha, cavala, carpa e peixes locais como o goya (peixe-agulha) são partes essenciais da culinária de Okinawa. Cada tipo de peixe traz consigo seu perfil nutricional único, proporcionando uma gama diversificada de nutrientes para a dieta.

Proteína de Alta Qualidade

Os peixes e frutos do mar são fontes excelentes de proteína de alta qualidade, contendo todos os aminoácidos essenciais necessários para a construção e manutenção dos tecidos corporais.

A proteína desempenha um papel crucial na regeneração muscular, fortalecimento dos ossos, produção de enzimas e hormônios, e é fundamental para um sistema imunológico saudável.

Ácidos Graxos Ômega-3 e Saúde Cardiovascular

Um dos principais benefícios dos peixes de água fria, como o salmão e a sardinha, é sua riqueza em ácidos graxos ômega-3.

Esses ácidos graxos são conhecidos por seu papel na promoção da saúde cardiovascular, ajudando a reduzir os níveis de triglicerídeos no sangue, melhorar a função dos vasos sanguíneos, reduzir a inflamação e prevenir a formação de coágulos.

Efeitos Protetores para o Cérebro e a Saúde Mental

Além de beneficiar o coração, os ácidos graxos ômega-3 também desempenham um papel importante na saúde cerebral e mental.

Estudos mostram que o consumo regular de ômega-3 está associado a uma melhor função cognitiva, redução do risco de doenças neurodegenerativas como o Alzheimer e a depressão, e até mesmo melhoria do humor e da qualidade do sono.

Na culinária de Okinawa, os peixes e frutos do mar são preparados de maneira simples para preservar seus nutrientes e sabores naturais. Eles são frequentemente grelhados, cozidos no vapor, assados ou consumidos crus, como no caso do sushi e sashimi.

Essa forma de preparo ressalta a qualidade e frescor dos ingredientes, tornando as refeições não apenas nutritivas, mas também deliciosas e satisfatórias.

Em resumo, os peixes e frutos do mar são pilares essenciais da dieta de Okinawa, fornecendo proteína de alta qualidade, ácidos graxos ômega-3 benéficos e uma ampla gama de nutrientes que contribuem para a saúde geral e a longevidade dos habitantes dessa região. Integrar esses alimentos em nossa própria alimentação pode trazer benefícios significativos para a nossa saúde cardiovascular, cerebral e geral.

Vegetais Locais: Coloridos e Nutritivos

Na dieta de Okinawa, os vegetais ocupam um lugar de destaque, fornecendo uma variedade de nutrientes essenciais para a saúde e o bem-estar.

Neste subcapítulo, exploraremos a importância dos vegetais locais na alimentação dos habitantes de Okinawa, destacando sua diversidade, valor nutricional e benefícios para a saúde.

Variedade de Vegetais em Okinawa

O clima subtropical de Okinawa favorece o cultivo de uma ampla gama de vegetais ao longo do ano. Desde folhas verdes escuras como o repolho roxo, a acelga e o espinafre até raízes como o gengibre e a cúrcuma, a dieta local é rica em cores, sabores e texturas.

Essa variedade não apenas torna as refeições mais atrativas visualmente, mas também garante uma ingestão diversificada de nutrientes.

Nutrientes Essenciais

Os vegetais locais de Okinawa são fontes importantes de vitaminas, minerais, fibras e antioxidantes. Vitaminas como a vitamina C, presente em vegetais como o pimentão amarelo e a goya (melão amargo), ajudam na função imunológica e na absorção de ferro.

Minerais como o cálcio, encontrado em vegetais de folhas verdes escuras como o shisô e o agrião, são essenciais para a saúde óssea e muscular.

Fibras e Digestão saudável

A alta presença de fibras nos vegetais locais contribui para a saúde digestiva, promovendo a regularidade intestinal e prevenindo problemas como constipação e síndrome do intestino irritável.

Vegetais como o nabo, a cenoura e o quiabo são ricos em fibras solúveis e insolúveis, que também ajudam a controlar os níveis de glicose no sangue e o colesterol.

Antioxidantes e Proteção Celular

Os antioxidantes presentes em vegetais como a batata-doce roxa, o brócolis e o tomate contribuem para a proteção das células contra danos causados pelos radicais livres.

Esses compostos bioativos também têm sido associados a benefícios anti-inflamatórios e à redução do risco de doenças crônicas como o câncer e as doenças cardíacas.

Preparo e Incorporação na Dieta

Na culinária de Okinawa, os vegetais locais são frequentemente preparados de forma simples e saudável, como em saladas frescas, refogados leves, sopas nutritivas e acompanhamentos coloridos.

O uso de temperos naturais como o gengibre, o alho e o óleo de gergelim realça os sabores dos vegetais sem comprometer seu valor nutricional.

Ao incorporar uma variedade de vegetais locais em nossa própria alimentação, podemos obter os mesmos benefícios para a saúde e o bem-estar que os habitantes de Okinawa desfrutam há séculos.

Esses alimentos coloridos e nutritivos não apenas tornam as refeições mais saborosas e interessantes, mas também contribuem para uma vida mais saudável e equilibrada.

Soja e Derivados: Fontes de Proteína Vegetal e Benefícios para a Saúde

A soja e seus derivados desempenham um papel fundamental na dieta de Okinawa, fornecendo uma fonte de proteína vegetal de alta qualidade e uma variedade de nutrientes benéficos para a saúde. Neste subcapítulo, exploraremos a importância da soja na alimentação dos habitantes de Okinawa, seus diferentes produtos e os benefícios que trazem para o corpo humano.

A Versatilidade da Soja na Dieta de Okinawa

A soja é cultivada há séculos em Okinawa e faz parte integrante da dieta local. Desde o tofu, queijo de soja macio e versátil, até o missô, pasta fermentada utilizada para dar sabor a sopas e molhos, a soja e seus derivados são consumidos de várias formas na culinária okinawana. Além disso, produtos como o tempeh e o edamame (soja verde) também são populares na região.

Proteína de Alta Qualidade e Completa

A soja é uma das poucas fontes de proteína vegetal que contém todos os aminoácidos essenciais necessários para o corpo humano. Isso a torna uma opção valiosa para vegetarianos e veganos, bem como para aqueles que buscam diversificar suas fontes de proteína. O consumo regular de proteína de soja ajuda na construção e manutenção dos músculos, na produção de enzimas e hormônios, e contribui para um sistema imunológico saudável.

Fitonutrientes e Antioxidantes

Além da proteína, a soja é rica em fitonutrientes como as isoflavonas, compostos que possuem propriedades antioxidantes e anti-inflamatórias. As isoflavonas têm sido associadas a uma série de benefícios para a saúde, incluindo a redução do colesterol LDL (o "mau" colesterol), proteção contra certos tipos de câncer, alívio dos sintomas da menopausa e manutenção da saúde óssea.

Benefícios para a Saúde Cardiovascular

O consumo regular de produtos de soja, como o tofu e o leite de soja, tem sido associado a benefícios para a saúde cardiovascular. Estudos indicam que a inclusão desses alimentos na dieta pode ajudar a reduzir os níveis de colesterol total e triglicerídeos, diminuir a pressão arterial e melhorar a função dos vasos sanguíneos, contribuindo assim para a prevenção de doenças cardíacas.

Formas de Incorporação na Dieta

Na culinária de Okinawa, a soja e seus derivados são utilizados de diversas maneiras. O tofu pode ser grelhado, frito, adicionado a sopas ou usado em pratos mexidos. O missô é utilizado para temperar caldos e ensopados, enquanto o edamame é consumido como um petisco saudável. A versatilidade da soja permite que ela seja integrada facilmente em uma variedade de receitas, adicionando sabor e valor nutricional aos pratos.

Ao incluir produtos de soja em nossa alimentação regular, podemos aproveitar os benefícios dessa fonte de proteína vegetal e fitonutrientes para promover a saúde e o bem-estar geral. A soja e seus derivados são uma parte valiosa de uma dieta equilibrada e nutritiva.

Arroz Integral: Base da Alimentação Japonesa e seus Benefícios Nutricionais

O arroz integral é um elemento central na alimentação japonesa e, em particular, na dieta de Okinawa. Neste subcapítulo, exploraremos o papel fundamental que o arroz integral desempenha na dieta dos habitantes de Okinawa, seus benefícios nutricionais e como sua presença contribui para a saúde e o bem-estar da população local.

Tradição e Cultura do Arroz em Okinawa

O arroz é mais do que apenas um alimento em Okinawa; ele é um símbolo da cultura, tradição e identidade do povo okinawano. O cultivo e consumo de arroz integral têm raízes profundas na história da região, remontando a séculos de práticas agrícolas tradicionais. O arroz integral é valorizado não apenas por seu valor nutricional, mas também por seu significado cultural e social.

Perfil Nutricional do Arroz Integral

O arroz integral é a forma não processada do grão de arroz, conservando a casca externa e o farelo, o que lhe confere uma composição nutricional mais completa em comparação ao arroz branco refinado. Ele é uma excelente fonte de carboidratos complexos, fibras, vitaminas do complexo B (como tiamina, riboflavina e niacina) e minerais como ferro, magnésio e selênio. Esses nutrientes desempenham papéis essenciais no metabolismo energético, na saúde cardiovascular, na função nervosa e na formação de glóbulos vermelhos.

Benefícios para a Saúde

O consumo regular de arroz integral está associado a uma série de benefícios para a saúde. Suas fibras ajudam na digestão e na regularidade intestinal, prevenindo constipação e promovendo um microbioma intestinal saudável. Os carboidratos complexos do arroz integral fornecem energia de liberação lenta, mantendo os níveis de açúcar no sangue estáveis e evitando picos de glicose.

Além disso, o arroz integral é um aliado na manutenção do peso saudável, pois proporciona saciedade prolongada devido à presença das fibras e sua digestão mais lenta. Isso pode ser especialmente benéfico para a prevenção de doenças relacionadas à obesidade, como diabetes tipo 2 e doenças cardiovasculares.

Integração na Dieta de Okinawa

Na culinária de Okinawa, o arroz integral é consumido diariamente em diversas refeições. Ele pode ser servido como acompanhamento de peixes grelhados, vegetais refogados, sopas tradicionais e até mesmo em pratos como sushi e onigiri (bolinhos de arroz). Sua versatilidade na cozinha permite que ele seja integrado de maneira criativa e saborosa em uma variedade de pratos.

Promovendo a Longevidade e a Vitalidade

O consumo regular de arroz integral é considerado um dos segredos para a longevidade e a vitalidade dos habitantes de Okinawa. Sua contribuição para uma dieta equilibrada, rica em nutrientes e de baixo índice glicêmico, reflete-se nos níveis de saúde e bem-estar da população.

Chá Verde: Elixir de Saúde e Longevidade

O chá verde é uma bebida reverenciada na cultura japonesa e é considerado um dos segredos para a saúde e longevidade dos habitantes de Okinawa. Neste subcapítulo, vamos explorar os benefícios do chá verde, sua história na região e como ele se tornou uma parte essencial da dieta e do estilo de vida dos okinawanos.

Tradição e Cultura do Chá Verde em Okinawa

O chá verde tem uma história rica e antiga em Okinawa, remontando a séculos de práticas tradicionais de cultivo e preparo. Na cultura japonesa, o chá é mais do que uma simples bebida; é um ritual que simboliza respeito, harmonia e conexão com a natureza. Os okinawanos têm o hábito de consumir chá verde diariamente, tanto como uma bebida de prazer quanto por seus benefícios para a saúde.

Riqueza Nutricional do Chá Verde

O chá verde é conhecido por ser uma excelente fonte de antioxidantes, especialmente catequinas, que têm propriedades anti-inflamatórias, antimicrobianas e cardioprotetoras. Esses antioxidantes ajudam a proteger as células contra danos dos radicais livres, reduzir a inflamação no corpo e promover uma saúde geral melhor.

Além disso, o chá verde contém compostos como polifenóis e EGCG (epigalocatequina galato), que estão associados a benefícios como a melhoria da saúde cardiovascular, a regulação do metabolismo, a redução do risco de certos tipos de câncer e até mesmo o auxílio na perda de peso.

Benefícios para a Saúde

O consumo regular de chá verde está ligado a uma série de benefícios para a saúde. Sua capacidade de melhorar a saúde cardiovascular inclui a redução do colesterol LDL (o "mau" colesterol), a prevenção da formação de placas nas artérias e a regulação da pressão arterial. O chá verde também pode contribuir para a saúde cerebral, auxiliando na concentração, na memória e na prevenção de doenças neurodegenerativas.

Além disso, o chá verde é conhecido por seus efeitos estimulantes suaves devido à presença de cafeína, o que pode ajudar a aumentar a energia e o foco mental. No entanto, ao contrário de outras fontes de cafeína, o chá verde também contém L-teanina, um aminoácido que promove a calma e a concentração, resultando em um estado de alerta suave e equilibrado.

Preparo e Consumo Tradicional

Na cultura de Okinawa, o chá verde é preparado de maneira cuidadosa e respeitosa. As folhas de chá são colhidas e processadas de forma a preservar suas propriedades naturais. O chá é geralmente servido quente, mas também pode ser apreciado gelado, especialmente durante os meses quentes do verão. O ritual de preparo e consumo do chá verde é uma prática que reflete a valorização da saúde, da tranquilidade e da comunidade.

Integração na Vida Cotidiana

O chá verde é uma parte integrante da vida cotidiana dos habitantes de Okinawa. Ele é servido em reuniões familiares, momentos de relaxamento, celebrações e até mesmo em cerimônias formais.

Sua presença constante na dieta e no estilo de vida dos okinawanos é um testemunho de seus benefícios duradouros para a saúde e bem-estar.

Ao incorporar o chá verde em nossa própria rotina, podemos aproveitar os mesmos benefícios que têm sustentado a saúde e longevidade dos habitantes de Okinawa por gerações. Esta bebida não apenas oferece um sabor delicioso, mas também é um elixir de saúde que promove uma vida equilibrada e vibrante.

Hábitos de Vida Saudáveis em Okinawa

Movimento Contínuo: Práticas Físicas na Rotina Diária

O estilo de vida em Okinawa não se limita apenas à alimentação; ele também é caracterizado por um padrão de atividade física regular e integrada à rotina diária. Neste subcapítulo, exploraremos a importância do movimento contínuo na vida dos habitantes de Okinawa, suas práticas físicas tradicionais e como elas contribuem para a saúde e a longevidade.

Atividades Físicas Tradicionais

Uma das características marcantes dos habitantes de Okinawa é a prática de atividades físicas ao longo da vida. Essas atividades incluem não apenas exercícios formais, como a prática de artes marciais como o karatê e o tai chi, mas também atividades cotidianas como jardinagem, caminhadas ao ar livre, danças tradicionais e tarefas domésticas que envolvem movimento.

Benefícios do Movimento Contínuo

O movimento contínuo ao longo do dia traz uma série de benefícios para a saúde física, mental e emocional dos habitantes de Okinawa. Ele ajuda a manter a flexibilidade, a força muscular e a resistência cardiovascular, essenciais para uma vida ativa e independente na idade avançada. Além disso, o movimento regular contribui para a saúde das articulações, a prevenção de lesões e o controle do peso corporal.

Integração na Rotina Diária

Em Okinawa, o movimento não é visto como uma atividade separada da vida diária, mas sim como parte integrante dela. As pessoas estão acostumadas a caminhar para o trabalho, cultivar seus próprios alimentos, participar de atividades sociais que envolvem dança e movimento, e até mesmo realizar exercícios de baixo impacto em casa. Essa abordagem holística do movimento promove uma vida equilibrada e saudável.

Impacto na Saúde e Longevidade

Estudos mostram que o estilo de vida ativo dos habitantes de Okinawa está diretamente ligado à sua longevidade e qualidade de vida. O movimento contínuo ao longo do dia ajuda a reduzir o estresse, a melhorar o humor e a promover um sono mais reparador. Além disso, a atividade física regular está associada a uma menor incidência de doenças crônicas como diabetes, hipertensão e doenças cardíacas.

Incentivo à Atividade Física em Todas as Idades

Um aspecto importante do estilo de vida em Okinawa é o incentivo à atividade física em todas as idades. Desde a infância, as crianças são encorajadas a se movimentar, brincar ao ar livre e participar de atividades esportivas tradicionais. Essa cultura de movimento é mantida ao longo da vida adulta e na terceira idade, contribuindo para uma população ativa e saudável em todas as fases da vida.

Ao incorporar práticas de movimento contínuo em nossa própria rotina diária, podemos colher os mesmos benefícios que têm sustentado a saúde e a vitalidade dos habitantes de Okinawa.

O movimento regular não apenas fortalece o corpo, mas também nutre a mente e o espírito, proporcionando uma sensação de bem-estar holístico e uma vida plena e enérgica.

Moderação e Consciência Alimentar: O Segredo das Porções

Um dos princípios fundamentais da dieta e estilo de vida em Okinawa é a prática da moderação e consciência alimentar. Neste subcapítulo, exploraremos como os habitantes de Okinawa abordam as porções de comida, entendendo a importância desse aspecto para a saúde, o controle de peso e o bem-estar geral.

Cultura da Moderação

Em Okinawa, a cultura da moderação alimentar é uma tradição passada de geração em geração. Ao contrário de hábitos de excesso alimentar comuns em algumas culturas, os okinawanos valorizam a qualidade sobre a quantidade. Eles têm consciência da importância de manter porções adequadas durante as refeições, evitando excessos que podem levar ao ganho de peso e problemas de saúde associados.

Princípio do Hara Hachi Bu

Um dos princípios tradicionais okinawanos é o "Hara Hachi Bu", que significa comer até estar 80% satisfeito. Essa prática ensina a escutar os sinais naturais de fome e saciedade do corpo, evitando comer em excesso. Os habitantes de Okinawa adotam essa abordagem não apenas durante as refeições principais, mas também ao longo do dia, respeitando o equilíbrio e a harmonia entre alimentação e bem-estar.

Valorização dos Alimentos Integrais e Naturais

Outro aspecto importante é a valorização de alimentos integrais, naturais e nutritivos. Em vez de focar em alimentos processados e caloricamente densos, a dieta okinawana prioriza vegetais frescos, frutas da estação, proteínas magras como peixes e tofu, e carboidratos complexos como o arroz integral.

Essa abordagem não apenas garante uma nutrição adequada, mas também ajuda a controlar as porções de maneira mais intuitiva.

Mindful Eating e Consciência Alimentar

A prática do "Mindful Eating" (comer com atenção plena) é valorizada em Okinawa. Isso envolve prestar atenção aos sabores, texturas e sensações ao comer, sem distrações externas como TV ou dispositivos eletrônicos. Essa consciência alimentar ajuda os okinawanos a apreciar mais suas refeições, reconhecer os sinais de saciedade e evitar comer em excesso por motivos emocionais ou externos.
Impacto na Saúde e Longevidade

A abordagem de moderação e consciência alimentar em Okinawa está diretamente ligada à saúde e longevidade dos habitantes. Controlar as porções e escolher alimentos nutritivos e equilibrados contribui para um peso saudável, reduz o risco de doenças relacionadas à obesidade, como diabetes e doenças cardíacas, e promove um envelhecimento saudável e ativo.

Ao adotar uma abordagem de moderação e consciência alimentar em nossa própria vida, podemos colher os mesmos benefícios para a saúde e o bem-estar que os habitantes de Okinawa desfrutam há séculos.

Essa prática não apenas impacta nossa saúde física, mas também nossa relação com a comida e o equilíbrio geral em nossa vida cotidiana.

Convívio Social e Bem-Estar Emocional: O Papel da Comunidade

O convívio social e a conexão comunitária desempenham um papel vital no bem-estar emocional dos habitantes de Okinawa. Neste subcapítulo, exploraremos como o apoio social e a interação comunitária contribuem para a saúde mental, a felicidade e a longevidade dos okinawanos.

Fortalecimento dos Vínculos Sociais

Em Okinawa, a importância das relações sociais é profundamente valorizada. Os habitantes cultivam laços estreitos com familiares, amigos e membros da comunidade, criando uma rede de apoio emocional e prático. Essa conexão fortalece o senso de pertencimento, a confiança mútua e a sensação de segurança, elementos essenciais para um bem-estar emocional sólido.

Tradições de Convívio e Celebração

A cultura okinawana é rica em tradições de convívio e celebração. Eventos como festivais locais, danças folclóricas, cerimônias religiosas e encontros familiares são oportunidades para compartilhar alegrias, preocupações e experiências de vida. Esses momentos promovem a conexão emocional, a expressão de sentimentos e o reforço dos laços afetivos entre os indivíduos.

Suporte Emocional e Resiliência

A presença de um forte suporte social contribui para a resiliência emocional dos okinawanos. Em momentos de desafios pessoais, perdas ou adversidades, a comunidade está lá para oferecer conforto, conselhos e auxílio prático. Esse suporte emocional ajuda a lidar com o estresse, a superar dificuldades e a manter uma atitude positiva diante da vida.

Atividades Comunitárias e Engajamento Social

O envolvimento em atividades comunitárias também desempenha um papel significativo no bem-estar emocional. Os okinawanos participam de grupos recreativos, voluntariado, clubes culturais e atividades religiosas, proporcionando oportunidades de interação, colaboração e senso de propósito compartilhado. Essas experiências fortalecem a sensação de pertencimento e contribuem para uma vida mais significativa e satisfatória.

Impacto na Saúde e Longevidade

Estudos mostram que indivíduos com uma forte rede de apoio social têm menor incidência de problemas de saúde mental, como ansiedade e depressão, e tendem a viver mais tempo e com melhor qualidade de vida. O apoio emocional e a conexão comunitária têm um impacto direto na saúde emocional e no bem-estar geral, refletindo-se na longevidade e vitalidade dos habitantes de Okinawa.

Ao valorizar o convívio social, cultivar relacionamentos positivos e participar ativamente da comunidade, podemos fortalecer nosso bem-estar emocional e contribuir para uma vida mais equilibrada e satisfatória. O papel da comunidade não apenas nutre nossas emoções, mas também fortalece nossa capacidade de enfrentar desafios e encontrar significado e felicidade no dia a dia.

Equilíbrio entre Atividade e Descanso: Práticas de Relaxamento

O equilíbrio entre atividade e descanso é uma parte essencial do estilo de vida saudável em Okinawa. Neste subcapítulo, vamos explorar as práticas de relaxamento e os momentos de pausa que os habitantes de Okinawa adotam para promover o bem-estar físico, mental e emocional.

Importância do Descanso Adequado

Em Okinawa, reconhece-se a importância do descanso adequado como um componente crucial para a saúde e a vitalidade. O sono de qualidade, pausas durante o dia e momentos de relaxamento são valorizados como parte integrante de um estilo de vida equilibrado. Essas práticas ajudam a restaurar as energias, promover a regeneração celular e reduzir o estresse acumulado.

Ritual do Banho e Relaxamento

Um dos rituais de relaxamento em Okinawa é o banho, especialmente o banho quente. Tomar um banho quente ao final do dia não é apenas uma questão de higiene, mas também um momento para relaxar os músculos, aliviar a tensão e acalmar a mente. Esse momento de autocuidado é valorizado como uma forma de desconectar-se das preocupações do dia e preparar-se para um sono reparador.

Práticas de Meditação e Respiração

A meditação e as técnicas de respiração consciente são outras práticas comuns em Okinawa para promover o relaxamento e o equilíbrio interior. Os okinawanos valorizam momentos de quietude e introspecção, seja por meio da meditação formal ou de simples momentos de contemplação na natureza. Essas práticas ajudam a acalmar a mente, reduzir a ansiedade e cultivar uma sensação de paz interior.

Contato com a Natureza e Espaços Verdes

O contato com a natureza desempenha um papel significativo no relaxamento e no bem-estar emocional em Okinawa. Os habitantes da ilha têm fácil acesso a espaços verdes, praias e ambientes naturais que convidam à contemplação e ao relaxamento. Caminhar na natureza, praticar atividades ao ar livre e simplesmente estar em contato com elementos naturais são formas eficazes de reduzir o estresse e restaurar o equilíbrio.

Descanso Ativo e Passivo

O equilíbrio entre atividade e descanso não se limita apenas ao repouso passivo; também envolve práticas de descanso ativo, como o tai chi, yoga suave ou outras formas de movimento consciente e relaxante. Essas atividades combinam benefícios físicos, como flexibilidade e força, com aspectos de relaxamento mental e emocional, proporcionando um bem-estar holístico.

Impacto na Saúde e Qualidade de Vida

Manter um equilíbrio saudável entre atividade e descanso tem um impacto direto na saúde física, mental e emocional. Estudos mostram que períodos adequados de descanso e relaxamento contribuem para a melhoria do humor, a redução do risco de doenças relacionadas ao estresse e uma melhor qualidade de vida geral. O cuidado com o equilíbrio entre atividade e descanso é um dos segredos do estilo de vida equilibrado e longevo dos habitantes de Okinawa.

Ao integrar práticas de relaxamento e momentos de pausa em nossa própria rotina diária, podemos colher os mesmos benefícios para nossa saúde e bem-estar que os okinawanos desfrutam há séculos. Essas práticas não apenas promovem o relaxamento imediato, mas também fortalecem nossa capacidade de lidar com os desafios do cotidiano e cultivar uma vida mais equilibrada e plena.

*Ciência por Trás da
Longevidade em Okinawa*

Estudos e Pesquisas sobre a Dieta de Okinawa

A dieta de Okinawa despertou o interesse da comunidade científica devido aos seus impressionantes benefícios para a saúde e longevidade dos habitantes da ilha. Neste subcapítulo, exploraremos os estudos e pesquisas que investigaram os segredos nutricionais por trás da dieta okinawana e seus potenciais impactos na promoção da saúde e na prevenção de doenças.
Origens da Pesquisa

O interesse científico pela dieta de Okinawa surgiu nas décadas de 1970 e 1980, quando pesquisadores observaram que os habitantes da ilha apresentavam taxas excepcionalmente baixas de doenças crônicas, como doenças cardíacas, câncer e diabetes, e uma expectativa de vida significativamente mais longa do que a média mundial. Essas observações levaram à realização de estudos epidemiológicos e nutricionais para investigar os fatores por trás dessa excepcional longevidade.

Características da Dieta de Okinawa

Os estudos sobre a dieta de Okinawa identificaram várias características distintivas que a tornam única e potencialmente benéfica para a saúde. Essa dieta é rica em vegetais, frutas, legumes, grãos integrais, peixes e soja, com um consumo moderado de carnes vermelhas, gorduras saturadas e açúcares refinados. A ênfase em alimentos naturais, frescos e não processados fornece uma ampla gama de nutrientes essenciais, antioxidantes e fibras, que são fundamentais para a saúde metabólica, imunológica e cardiovascular.

Benefícios para a Saúde Comprovados

Os estudos científicos confirmaram que a dieta de Okinawa está associada a uma série de benefícios para a saúde. Ela demonstrou ter propriedades anti-inflamatórias, antioxidantes e protetoras contra doenças crônicas. Os habitantes de Okinawa que seguem essa dieta têm menor incidência de obesidade, diabetes tipo 2, hipertensão arterial, doenças cardíacas e certos tipos de câncer em comparação com populações ocidentais. Além disso, a dieta okinawana está relacionada a uma melhor função cognitiva, saúde óssea e qualidade de vida na terceira idade.

Segredos Nutricionais Revelados

Os estudos sobre a dieta de Okinawa revelaram alguns dos segredos nutricionais por trás de seus impressionantes benefícios para a saúde. Por exemplo, a alta ingestão de vegetais coloridos fornece uma variedade de antioxidantes e fitonutrientes que combatem o estresse oxidativo e a inflamação. O consumo regular de peixes ricos em ácidos graxos ômega-3 está associado a uma redução do risco de doenças cardiovasculares e neurodegenerativas. Além disso, o equilíbrio entre macronutrientes, com ênfase em carboidratos complexos e proteínas magras, promove a saciedade, o controle do peso e a estabilidade dos níveis de açúcar no sangue.

Aplicações na Nutrição Moderna

Os insights obtidos dos estudos sobre a dieta de Okinawa têm implicações significativas para a nutrição moderna e a saúde pública. Eles destacam a importância de uma dieta baseada em alimentos integrais, diversificada e equilibrada em nutrientes para a promoção da saúde e a prevenção de doenças crônicas.

Essa abordagem nutricional, inspirada nos padrões alimentares tradicionais de Okinawa, pode servir como um modelo para orientar escolhas alimentares saudáveis e sustentáveis em todo o mundo.

Ao compreender os resultados dos estudos e pesquisas sobre a dieta de Okinawa, podemos aproveitar os princípios nutricionais fundamentais que sustentam a saúde e a longevidade dos habitantes da ilha. Essa síntese entre conhecimento científico e sabedoria tradicional pode nos orientar na busca por uma vida mais saudável e plena.

Impacto da Dieta de Okinawa na Saúde e na Longevidade

A dieta de Okinawa tem um impacto profundo e positivo na saúde e na longevidade dos seus seguidores. Neste subcapítulo, vamos explorar em detalhes como os padrões alimentares tradicionais de Okinawa influenciam diversos aspectos da saúde, desde a prevenção de doenças até a promoção do envelhecimento saudável.

Redução do Risco de Doenças Crônicas

Um dos maiores benefícios da dieta de Okinawa é a redução significativa do risco de doenças crônicas. Estudos e pesquisas têm demonstrado que a dieta okinawana está associada a uma menor incidência de doenças cardíacas, diabetes tipo 2, hipertensão arterial e certos tipos de câncer. Isso se deve em parte à ênfase em alimentos naturais, baixos em calorias vazias e ricos em nutrientes essenciais, antioxidantes e fibras, que promovem a saúde metabólica e cardiovascular.

Saúde Cardiovascular e Longevidade

A dieta de Okinawa é reconhecida por seus efeitos benéficos na saúde cardiovascular, ajudando a manter níveis saudáveis de colesterol, pressão arterial e função cardíaca. O consumo regular de peixes ricos em ácidos graxos ômega-3, como o peixe azul, tem sido associado a uma redução do risco de doenças do coração e acidente vascular cerebral (AVC). Esses benefícios contribuem diretamente para a longevidade dos okinawanos, que têm uma das maiores expectativas de vida do mundo.

Peso Saudável e Controle da Obesidade

Outro aspecto importante é o impacto da dieta de Okinawa no peso corporal e no controle da obesidade. A ênfase em alimentos frescos, não processados e com baixo teor de gordura saturada ajuda a manter um peso saudável e um índice de massa corporal (IMC) adequado. Além disso, a prática da moderação e consciência alimentar, como o princípio do "Hara Hachi Bu" (comer até estar 80% satisfeito), contribui para evitar excessos calóricos e promover a saciedade sem exageros.

Envelhecimento Saudável e Qualidade de Vida

A dieta de Okinawa é considerada um dos segredos para um envelhecimento saudável e uma alta qualidade de vida na terceira idade. Os nutrientes presentes na dieta, como antioxidantes, vitaminas e minerais, ajudam a combater o estresse oxidativo e a inflamação associados ao envelhecimento celular. Isso pode resultar em uma menor incidência de doenças relacionadas à idade, maior mobilidade física, cognição preservada e uma sensação geral de bem-estar e vitalidade mesmo em idades avançadas.

Efeitos na Saúde Mental e Bem-Estar Emocional

Além dos benefícios físicos, a dieta de Okinawa também influencia positivamente a saúde mental e o bem-estar emocional. Alimentos ricos em nutrientes, como ômega-3 e antioxidantes, têm sido associados a uma melhoria na função cerebral, redução do risco de depressão e ansiedade, e maior resiliência emocional. Esses aspectos contribuem para uma vida mais equilibrada e satisfatória em todos os aspectos.

Ao compreender o impacto profundo da dieta de Okinawa na saúde e na longevidade, podemos adotar princípios nutricionais semelhantes em nossa própria alimentação para promover uma vida mais saudável, ativa e plena. A sabedoria acumulada ao longo dos séculos pelos habitantes de Okinawa nos mostra que a alimentação pode ser não apenas fonte de prazer, mas também de saúde e longevidade duradouras.

Comparação com Outras Dietas e Estilos de Vida

Ao analisarmos a dieta de Okinawa em comparação com outras dietas e estilos de vida ao redor do mundo, podemos identificar diferenças significativas que impactam diretamente a saúde e a longevidade. Neste subcapítulo, vamos explorar essas comparações e entender os pontos-chave que tornam a dieta de Okinawa única em seu potencial para promover uma vida longa e saudável.

Dietas Ocidentais: Ênfase em Processados e Calorias Vazias

As dietas ocidentais, caracterizadas pelo alto consumo de alimentos processados, fast food, açúcares refinados e gorduras saturadas, estão associadas a um aumento da incidência de obesidade, diabetes, doenças cardíacas e outras condições crônicas.

Ao contrário da dieta de Okinawa, que valoriza alimentos frescos, naturais e não processados, as dietas ocidentais tendem a ser pobres em nutrientes essenciais e ricas em calorias vazias, contribuindo para o ganho de peso e problemas de saúde relacionados.

Dieta Mediterrânea: Similaridades em Alimentos Integrais e Gorduras Saudáveis

A dieta mediterrânea compartilha algumas semelhanças com a dieta de Okinawa, especialmente em relação ao consumo de alimentos integrais, vegetais, frutas, azeite de oliva e peixes. Ambas as dietas enfatizam a importância de gorduras saudáveis, como os ácidos graxos ômega-3, presentes em peixes e azeite de oliva.

No entanto, a dieta de Okinawa se distingue pela sua maior ênfase em vegetais e legumes locais, além do consumo moderado de proteínas animais.

Dieta Ocidentalizada em Okinawa: Riscos para a Saúde

Nos últimos anos, tem havido uma ocidentalização gradual da dieta em Okinawa, com um aumento no consumo de alimentos processados, fast food e bebidas açucaradas. Essa mudança nos padrões alimentares tem levantado preocupações sobre os efeitos negativos na saúde e na longevidade dos habitantes da ilha.

A introdução de hábitos alimentares ocidentais está associada a um aumento da obesidade, diabetes e doenças cardíacas em Okinawa, ameaçando os benefícios tradicionais da dieta local.

Segredos da Longevidade de Okinawa: Além da Dieta

Embora a dieta desempenhe um papel fundamental na longevidade dos habitantes de Okinawa, outros aspectos do estilo de vida também são importantes. Fatores como atividade física regular, conexões sociais fortes, gerenciamento do estresse e uma atitude positiva em relação à vida são componentes essenciais do modelo de longevidade de Okinawa.

Portanto, é importante considerar o estilo de vida holístico dos okinawanos ao avaliar os segredos por trás de sua excepcional longevidade.

Ao comparar a dieta de Okinawa com outras dietas e estilos de vida ao redor do mundo, podemos destacar as características únicas que contribuem para seus impressionantes benefícios para a saúde e a longevidade.

Essa análise nos permite compreender melhor os princípios fundamentais que sustentam um estilo de vida saudável e nos inspira a adotar escolhas alimentares e hábitos de vida que promovam nossa própria saúde e bem-estar.

Implementando a Dieta de Okinawa em sua Vida

Planejando suas Refeições: Cardápios Semanais

Planejar suas refeições é uma parte essencial para implementar com sucesso a dieta de Okinawa em sua vida.

Aqui, forneceremos orientações e exemplos de cardápios semanais inspirados nos princípios da dieta tradicional de Okinawa, para ajudá-lo a criar uma alimentação equilibrada, nutritiva e deliciosa.

Antes de começarmos a planejar os cardápios semanais, é importante relembrar os princípios básicos da dieta de Okinawa.

Esta dieta é caracterizada pelo alto consumo de vegetais, frutas, legumes, grãos integrais, peixes e soja, com moderação no consumo de carnes vermelhas, gorduras saturadas e açúcares refinados. A ênfase está nos alimentos frescos, naturais e não processados, que fornecem uma variedade de nutrientes essenciais para a saúde.

Planejando suas Refeições: Cardápios Semanais

Planejar suas refeições é uma parte essencial para implementar com sucesso a dieta de Okinawa em sua vida.

Aqui, forneceremos orientações e exemplos de cardápios semanais inspirados nos princípios da dieta tradicional de Okinawa, para ajudá-lo a criar uma alimentação equilibrada, nutritiva e deliciosa.

Antes de começarmos a planejar os cardápios semanais, é importante relembrar os princípios básicos da dieta de Okinawa.

Esta dieta é caracterizada pelo alto consumo de vegetais, frutas, legumes, grãos integrais, peixes e soja, com moderação no consumo de carnes vermelhas, gorduras saturadas e açúcares refinados. A ênfase está nos alimentos frescos, naturais e não processados, que fornecem uma variedade de nutrientes essenciais para a saúde.

Cardápio Semanal: Segunda-feira

- *Café da manhã: mingau de aveia com frutas frescas e nozes*
- *Almoço: salada de folhas verdes com peixe grelhado e arroz integral*
- *Lanche da tarde: mix de castanhas e frutas secas*
- *Jantar: tofu refogado com legumes salteados e quinoa*

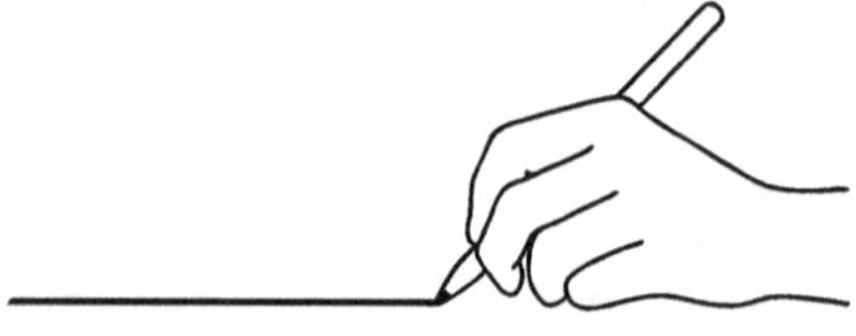

Cardápio Semanal: Terça-feira

- *Café da manhã: smoothie verde com espinafre, banana e abacate*
- *Almoço: sopa de legumes com feijão azuki e pão integral*
- *Lanche da tarde: iogurte natural com granola e mel*
- *Jantar: curry de legumes com leite de coco e arroz integral*

Cardápio Semanal: Quarta-feira

- *Café da manhã: omelete de claras com cogumelos e tomate*
- *Almoço: salmão assado com batata-doce assada e brócolis*
- *Lanche da tarde: palitos de cenoura com homus*
- *Jantar: macarrão de abobrinha com molho de tomate caseiro e almôndegas de frango*

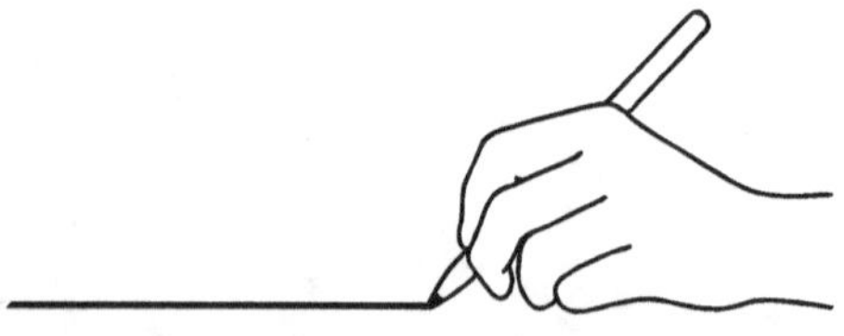

Cardápio Semanal: Quinta-feira

- *Café da manhã: torradas integrais com abacate amassado e ovo poché*
- *Almoço: salada de quinoa com abacate, tomate e pepino*
- *Lanche da tarde: smoothie de frutas vermelhas com chia*
- *Jantar: peixe assado com batatas e aspargos grelhados*

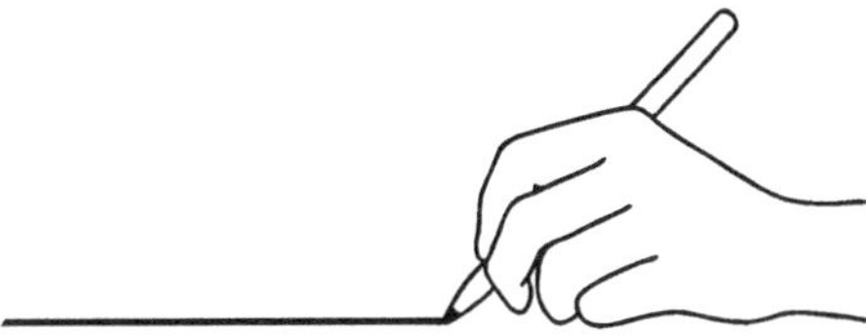

Cardápio Semanal: Sexta-feira

- *Café da manhã: panquecas de aveia com banana e mel*
- *Almoço: wrap integral com frango grelhado, alface e tomate*
- *Lanche da tarde: mix de frutas frescas*
- *Jantar: risoto de cogumelos com espinafre e queijo parmesão*

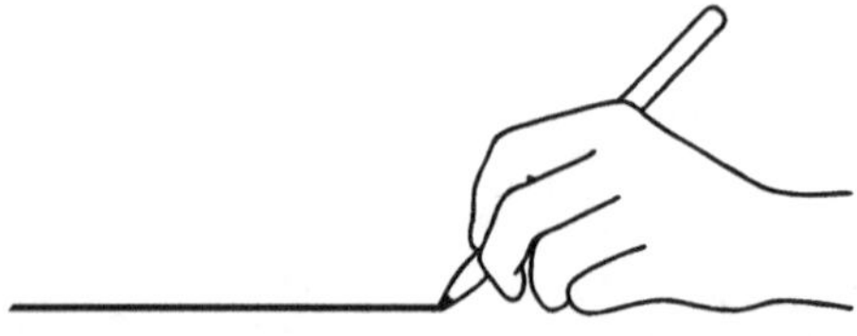

Cardápio Semanal: Sábado

- *Café da manhã: tapioca recheada com queijo cottage e tomate*
- *Almoço: frango ao curry com legumes no vapor e arroz integral*
- *Lanche da tarde: bolo de cenoura integral*
- *Jantar: salmão grelhado com salada de quinoa e abacate*

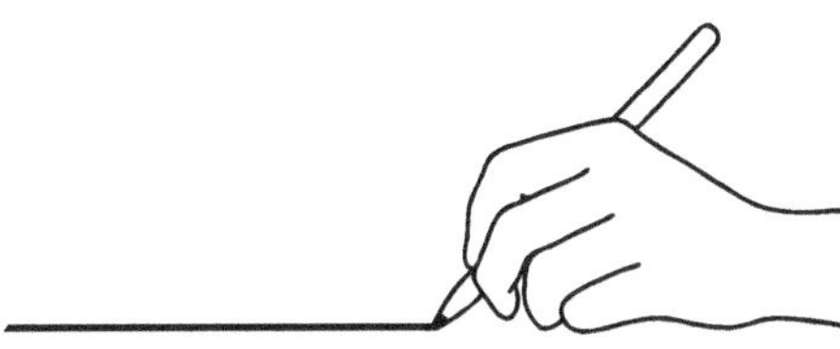

Cardápio Semanal: Domingo

- *Café da manhã: panquecas de banana com pasta de amendoim*
- *Almoço: feijoada de lentilhas com arroz integral e couve refogada*
- *Lanche da tarde: smoothie bowl com granola e frutas frescas*

Jantar: berinjela recheada com quinoa e legumes

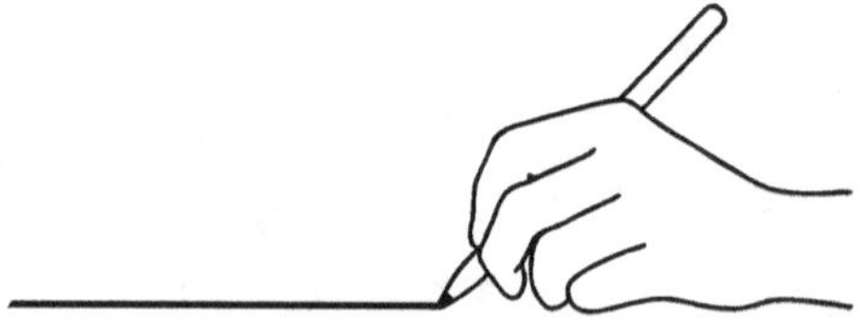

Esses exemplos de cardápios semanais são apenas sugestões e podem ser adaptados de acordo com suas preferências pessoais e necessidades nutricionais. Lembre-se de incluir uma variedade de alimentos coloridos e nutritivos em suas refeições para garantir uma dieta equilibrada e rica em nutrientes.

Ao planejar suas refeições com antecedência, você estará no caminho certo para desfrutar dos benefícios da dieta de Okinawa e alcançar uma vida mais saudável e vibrante.

Dicas para Compras e Preparo dos Alimentos

Para implementar com sucesso a dieta de Okinawa em sua vida, é essencial dominar as técnicas de compras e preparo dos alimentos.

Agora compartilharemos dicas valiosas para ajudá-lo a escolher ingredientes de qualidade, manter uma despensa bem abastecida e preparar refeições saudáveis e saborosas inspiradas na tradição okinawana.

Escolha Alimentos Frescos e Locais

Ao fazer suas compras, dê preferência a alimentos frescos, de preferência produzidos localmente. Vegetais, frutas e peixes frescos são a base da dieta de Okinawa e oferecem nutrientes essenciais em sua forma mais natural e saudável. Opte por produtos da estação para garantir variedade e qualidade em suas refeições.

Leia os Rótulos dos Produtos

Ao comprar itens embalados, como grãos, cereais, enlatados ou congelados, sempre leia os rótulos dos produtos. Procure por opções com baixo teor de gordura saturada, sódio e açúcares adicionados. Priorize alimentos integrais, sem aditivos artificiais ou conservantes, para manter uma alimentação saudável e alinhada com os princípios da dieta de Okinawa.

Mantenha uma Despensa Bem Abastecida

Tenha uma despensa bem abastecida com ingredientes básicos da dieta de Okinawa, como arroz integral, quinoa, feijões, legumes, azeite de oliva extra virgem, vinagre de arroz, algas marinhas, gengibre, alho, tofu e chá verde.

Planeje suas Refeições com Antecedência

O planejamento é fundamental para o sucesso na implementação da dieta de Okinawa. Dedique um tempo para planejar suas refeições semanalmente, considerando variedade, equilíbrio nutricional e praticidade. Isso ajuda a evitar escolhas impulsivas e garante que você tenha todos os ingredientes necessários à mão.

Pratique Técnicas Culinárias Saudáveis

Ao preparar suas refeições, opte por técnicas culinárias saudáveis, como grelhados, assados, cozidos no vapor, salteados ou cru. Evite frituras e excesso de óleos saturados. Explore temperos naturais e ervas frescas para realçar o sabor dos alimentos sem adicionar calorias extras.

Aproveite a Simplicidade dos Pratos Okinawanos

A dieta de Okinawa valoriza a simplicidade e a qualidade dos ingredientes. Muitos pratos tradicionais são preparados de forma simples, destacando o sabor natural dos alimentos. Experimente receitas como o Goya Champuru (salteado de bitter melon), o Rafute (carne de porco cozida lentamente) ou o Miso Shiru (sopa de missô), que são nutritivos e deliciosos.

Evite Desperdícios e Aproveite Sobras Criativamente

Reduza o desperdício de alimentos planejando suas porções adequadamente e armazenando corretamente os alimentos frescos. Aproveite sobras de refeições para criar novos pratos, como saladas, omeletes, sanduíches ou bowls. Isso não apenas economiza dinheiro, mas também evita o desperdício alimentar.

Seguindo essas dicas para compras e preparo dos alimentos, você estará mais preparado para adotar e manter um estilo de vida alimentar saudável e inspirado na dieta de Okinawa. Aproveite a jornada culinária e nutricional, explorando novos sabores, texturas e benefícios para a sua saúde e bem-estar geral.

Incorporando Hábitos Japoneses em sua Rotina

Além da alimentação, os hábitos japoneses desempenham um papel fundamental na promoção da saúde e longevidade. Neste subcapítulo, exploraremos como você pode incorporar esses hábitos em sua rotina diária para potencializar os benefícios da dieta de Okinawa e melhorar sua qualidade de vida de maneira holística.

Prática da Gratidão e Mindfulness

A cultura japonesa enfatiza a importância da gratidão e da atenção plena no dia a dia. Reserve alguns minutos diariamente para praticar a gratidão, reconhecendo as coisas positivas em sua vida. Além disso, pratique o mindfulness, focando no presente e prestando atenção aos seus pensamentos, sentimentos e sensações durante as atividades cotidianas.

Cerimônia do Chá (Chadō)

A cerimônia do chá é uma prática tradicional japonesa que envolve preparar e servir chá verde matcha de forma ritualística. Mesmo que você não siga todos os rituais formais, incorporar o hábito de apreciar uma xícara de chá verde matcha diariamente pode trazer benefícios para a saúde, como antioxidantes, calma mental e momentos de relaxamento.

Prática do Ikigai: Encontrando Propósito e Sentido

O conceito de ikigai representa encontrar seu propósito na vida, aquilo que te motiva e traz significado. Reflita sobre suas paixões, habilidades, o que o mundo precisa e o que você pode ser pago para fazer. Identificar seu ikigai pode trazer um senso profundo de satisfação e bem-estar, contribuindo para uma vida mais plena e realizada.

Valorização da Natureza e do Espaço Pessoal

Os japoneses valorizam a conexão com a natureza e a criação de espaços pessoais harmoniosos. Reserve tempo para estar ao ar livre, apreciar a beleza natural e se reconectar com o ambiente ao seu redor. Além disso, crie um espaço em sua casa que promova relaxamento e tranquilidade, seja através de elementos decorativos, plantas ou organização minimalista.

Ao incorporar esses hábitos japoneses em sua rotina, você estará complementando os benefícios da dieta de Okinawa com práticas que promovem equilíbrio, saúde mental, bem-estar emocional e qualidade de vida de forma abrangente.

Receitas Inspiradoras da Dieta de Okinawa

Pratos Principais à Base de Peixes e Vegetais

A dieta de Okinawa é conhecida por sua ênfase em alimentos frescos, naturais e não processados, especialmente peixes e uma variedade de vegetais coloridos. Neste subcapítulo, vamos explorar algumas receitas inspiradoras de pratos principais que combinam o melhor dos sabores e nutrientes da culinária okinawana, proporcionando refeições saudáveis e deliciosas para sua rotina.

Goya Champuru (Salteado de Bitter Melon)

- Ingredientes:
    - 1 bitter melon (goya) médio, cortado em fatias finas e sem sementes
    - 200g de tofu firme, cortado em cubos
    - 1 cebola média, fatiada
    - 2 ovos batidos
    - 2 colheres de sopa de shoyu (molho de soja)
    - 1 colher de sopa de óleo de gergelim
    - Sal e pimenta a gosto
    - Cebolinha verde picada para decorar

- Modo de preparo:
    a. Em uma frigideira, aqueça o óleo de gergelim em fogo médio.
    b. Adicione a cebola e refogue até ficar transparente.
    c. Adicione o bitter melon e continue refogando por alguns minutos até ficar macio.
    d. Adicione o tofu e misture bem.
    e. Despeje os ovos batidos sobre a mistura na frigideira e mexa delicadamente até os ovos cozinharem.
    f. Tempere com shoyu, sal e pimenta a gosto.
    g. Finalize com cebolinha verde picada antes de servir. Sirva com arroz integral.

Rafute (Carne de Porco Cozida Lentamente)

- Ingredientes:
  - 500g de barriga de porco cortada em pedaços
  - 1 xícara de shoyu (molho de soja)
  - 1 xícara de saquê mirin (vinho de arroz doce)
  - 1/2 xícara de açúcar mascavo
  - 2 dentes de alho picados
  - 1 colher de sopa de óleo de gergelim
  - Cebolinha verde picada para decorar

- Modo de preparo:
  a. Em uma panela grande, aqueça o óleo de gergelim em fogo médio-alto.
  b. Adicione o alho picado e refogue até dourar levemente.
  c. Adicione os pedaços de barriga de porco e doure-os de todos os lados.
  d. Adicione o shoyu, mirin e açúcar mascavo à panela. Mexa para combinar.
  e. Reduza o fogo para médio-baixo, tampe a panela e deixe cozinhar lentamente por cerca de 2 horas até a carne ficar macia e o molho reduzir e caramelizar.
  f. Sirva o rafute quente, polvilhado com cebolinha verde picada. Acompanhe com arroz branco ou arroz japonês.

Tofu Chanpuru (Salteado de Tofu e Vegetais)

- Ingredientes:
    - 300g de tofu firme, cortado em cubos
    - 1 cebola média, fatiada
    - 1 cenoura grande, cortada em tiras finas
    - 1 pimentão vermelho, cortado em tiras
    - 1 xícara de broto de feijão (moyashi)
    - 2 colheres de sopa de shoyu (molho de soja)
    - 1 colher de sopa de óleo de gergelim
    - Sal e pimenta a gosto
    - Cebolinha verde picada para decorar

- Modo de preparo:
    a. Em uma frigideira grande, aqueça o óleo de gergelim em fogo médio-alto.
    b. Adicione a cebola e refogue até ficar transparente.
    c. Adicione a cenoura e o pimentão, refogando por alguns minutos até ficarem macios.
    d. Adicione o tofu e os brotos de feijão à frigideira.
    e. Tempere com shoyu, sal e pimenta a gosto. Misture bem para incorporar os sabores.
    f. Cozinhe por mais alguns minutos até o tofu e os vegetais estarem aquecidos.
    g. Finalize com cebolinha verde picada antes de servir. Sirva com arroz integral ou macarrão de soba.

Acompanhamentos e Saladas Criativas

Os acompanhamentos e saladas desempenham um papel essencial na dieta de Okinawa, oferecendo uma explosão de cores, sabores e nutrientes que complementam os pratos principais. Neste subcapítulo, exploraremos diversas opções criativas e nutritivas de acompanhamentos e saladas inspiradas na culinária de Okinawa, proporcionando uma experiência gastronômica saudável e deliciosa.

Salada de Goya (Goya Salad)

A salada de Goya é uma das saladas mais emblemáticas de Okinawa devido ao uso do bitter melon (melão amargo). Para preparar esta salada, primeiro, corte o bitter melon em fatias finas e remova as sementes. Em seguida, coloque-o de molho em água com sal por cerca de 15 minutos para reduzir o amargor. Depois, escorra e seque o bitter melon e combine-o com tomates cereja cortados ao meio, pepino em fatias finas, cebola roxa em fatias e pedaços de tofu firme. Tempere com uma mistura de suco de limão, azeite de oliva, vinagre de arroz, um toque de shoyu (molho de soja), gengibre ralado e açúcar mascavo. Finalize com sementes de gergelim torradas por cima.

Salada de Moyashi (Broto de Feijão)

O broto de feijão, conhecido como moyashi, é um ingrediente popular em saladas em Okinawa devido ao seu sabor leve e crocante. Para preparar a salada de moyashi, basta lavar e escorrer os brotos de feijão. Em seguida, combine-os com cenoura ralada, pepino em cubos, pimentão vermelho em tiras finas e cebolinha verde picada. Tempere com um molho à base de vinagre de arroz, shoyu, óleo de gergelim, alho picado, gengibre ralado e um toque de açúcar. Adicione sementes de gergelim para decorar e dar um toque crocante à salada.

Salada de Seaweed (Algas Marinhas)

As algas marinhas são uma parte importante da dieta de Okinawa devido aos seus benefícios nutricionais, como a presença de minerais e fibras. Para preparar uma salada de algas marinhas, utilize uma mistura de diferentes tipos de algas, como wakame, nori e hijiki. Hidrate as algas secas conforme as instruções da embalagem e escorra bem. Combine as algas com pepino em cubos, cenoura ralada, cebola roxa em fatias finas e sementes de gergelim. Tempere com um molho à base de vinagre de arroz, óleo de gergelim, suco de limão, um pouco de shoyu e açúcar mascavo. Sirva a salada de algas marinhas gelada para uma experiência refrescante.

Kinpira Gobo (Burdock Root)

O Kinpira Gobo é um prato japonês tradicional feito com bardana (gobo), uma raiz comestível rica em fibras e nutrientes. Para preparar o Kinpira Gobo, primeiro, descasque e corte a bardana em tiras finas. Em seguida, refogue as tiras de bardana em uma frigideira com um pouco de óleo de gergelim até ficarem macias. Adicione cenoura em tiras finas e refogue junto com a bardana. Tempere com shoyu, açúcar mascavo, um pouco de saquê mirin e gergelim torrado. O Kinpira Gobo pode ser servido quente ou frio e é uma excelente opção de acompanhamento para uma refeição completa.

Salada de Batata-doce (Satsuma Imo)

A batata-doce, especialmente a variedade Satsuma Imo, é um ingrediente popular em Okinawa devido ao seu sabor doce e textura macia. Para preparar uma salada de batata-doce, cozinhe a batata-doce em água até ficar macia, mas ainda firme. Deixe esfriar e corte em cubos. Combine os cubos de batata-doce com milho cozido, abacate em cubos, cebolinha verde picada e um molho leve de iogurte natural, suco de limão, sal e pimenta. Esta salada é uma ótima opção para acompanhar pratos de peixe ou frango grelhado.

Sobremesas Leves e Saudáveis

As sobremesas na dieta de Okinawa são apreciadas não apenas por seu sabor delicioso, mas também por serem leves, saudáveis e muitas vezes incorporarem ingredientes nutritivos típicos da região.

Neste subcapítulo, vamos explorar algumas sobremesas inspiradoras que são uma adição perfeita para encerrar uma refeição de forma leve e satisfatória.

Gelatina de Agar-Agar com Frutas

A gelatina de agar-agar é uma sobremesa clássica em Okinawa, conhecida por sua textura leve e refrescante. O agar-agar é um extrato de algas marinhas rico em fibras e minerais, sendo uma alternativa saudável à gelatina convencional. Para preparar, dissolva o agar-agar em água quente e adicione um pouco de suco de frutas naturais, como limão, laranja ou morango. Coloque em formas individuais e adicione pedaços de frutas frescas, como kiwi, manga, ou morangos. Deixe gelar na geladeira até ficar firme e sirva com um fio de mel ou uma colher de iogurte natural.

Anmitsu

O anmitsu é uma sobremesa japonesa tradicional que combina gelatina de agar-agar, xarope de açúcar mascavo (kuromitsu), frutas frescas e uma bola de sorvete de matcha ou baunilha. Para preparar, corte a gelatina de agar-agar em cubos e coloque em uma tigela. Adicione frutas como morangos, kiwi, lichia e pedaços de manga por cima da gelatina. Regue com xarope de açúcar mascavo aquecido e finalize com uma bola de sorvete de sua escolha. O contraste entre a doçura das frutas e do xarope com a textura da gelatina e a cremosidade do sorvete tornam o anmitsu uma sobremesa irresistível.

Sorvete de Tofu com Frutas

O sorvete de tofu é uma opção leve e saudável para os amantes de sorvete. Para preparar, bata tofu firme com frutas congeladas, como bananas e morangos, em um liquidificador até obter uma mistura cremosa. Adoce a gosto com um pouco de mel ou xarope de agave. Transfira a mistura para um recipiente e leve ao freezer por algumas horas até firmar. Sirva o sorvete de tofu com pedaços de frutas frescas por cima para uma sobremesa refrescante e nutritiva.

Daifuku (Mochi com Pasta de Feijão)

O daifuku é um doce japonês tradicionalmente recheado com pasta de feijão azuki doce. Para uma versão mais saudável, é possível utilizar pasta de feijão adoçada naturalmente ou até mesmo pasta de frutas, como morango ou manga. Envolve-se o recheio em uma massa de mochi (feito de farinha de arroz glutinoso), formando bolinhas macias e delicadas. O daifuku é uma sobremesa que combina texturas suaves e sabores sutis, sendo uma escolha encantadora para quem aprecia a doçura na medida certa.

Essas sobremesas leves e saudáveis são apenas algumas das muitas opções que podem ser desfrutadas dentro da dieta de Okinawa.

Ao incorporar ingredientes naturais, como frutas, gelatinas à base de algas e adoçantes naturais, é possível criar sobremesas que são não apenas deliciosas, mas também contribuem para um estilo de vida equilibrado e nutritivo.

Experimente essas receitas e permita-se desfrutar de um final de refeição doce e saudável.

Desafios e Soluções na Adoção da Dieta de Okinawa

Superando Obstáculos e Resistências

Ao adotar a dieta de Okinawa como estilo de vida, é natural encontrar diversos desafios e resistências ao longo do caminho. Neste subcapítulo, discutiremos os principais obstáculos enfrentados por aqueles que buscam seguir essa dieta e apresentaremos soluções práticas para superá-los, tornando a transição para um estilo de vida mais saudável e longevo mais acessível e sustentável.

Resistência Cultural e Familiar

Um dos primeiros desafios que muitos enfrentam ao adotar a dieta de Okinawa é a resistência cultural e familiar. Em muitos casos, a dieta tradicional da região onde vivemos pode ser bastante diferente da dieta japonesa de Okinawa, o que pode causar desconforto ou oposição por parte da família ou da comunidade.

Para superar esse obstáculo, é importante comunicar de forma clara e gentil os benefícios da dieta de Okinawa, compartilhar informações sobre os alimentos, preparar refeições saborosas que também sejam aceitas pelos demais membros da família e buscar apoio de grupos ou comunidades que compartilhem os mesmos objetivos de saúde.

Disponibilidade de Ingredientes

Outro desafio comum é a disponibilidade de ingredientes específicos da dieta de Okinawa, principalmente para aqueles que vivem em regiões onde esses alimentos não são facilmente encontrados. Nesse caso, é importante adaptar as receitas e substituir ingredientes quando necessário, priorizando alimentos frescos, locais e sazonais sempre que possível. Além disso, o comércio online e lojas especializadas podem ser recursos valiosos para encontrar ingredientes mais exóticos ou específicos da dieta.

Resistência Pessoal e Mudança de Hábitos

A resistência pessoal e a dificuldade em mudar hábitos alimentares também são desafios significativos. Para superá-los, é fundamental ter paciência consigo mesmo e adotar uma abordagem gradual. Comece introduzindo pequenas mudanças na dieta, experimentando novos alimentos aos poucos, incorporando receitas de Okinawa em suas refeições semanais e observando como seu corpo responde. O apoio de profissionais de saúde, como nutricionistas ou médicos, também pode ser valioso para orientar essa transição de forma saudável e equilibrada.

Questões Sociais e Ambientais

Além dos desafios individuais, questões sociais e ambientais também podem impactar a adoção da dieta de Okinawa. Por exemplo, questões de acesso a alimentos saudáveis, questões financeiras e preocupações com a sustentabilidade ambiental podem influenciar as escolhas alimentares.

Nesse sentido, é importante buscar soluções que sejam viáveis e sustentáveis a longo prazo, como o consumo de alimentos locais, orgânicos e de produção sustentável, o compartilhamento de recursos e o engajamento em práticas alimentares que promovam o bem-estar pessoal e coletivo.

Ao enfrentar esses desafios de forma proativa e com uma mentalidade aberta para mudanças positivas, é possível superar as barreiras na adoção da dieta de Okinawa e colher os benefícios de um estilo de vida mais saudável, equilibrado e longevo. A chave está na perseverança, na educação constante e no apoio mútuo dentro da comunidade.

Estratégias para Manter a Motivação e a Consistência

Manter a motivação e a consistência ao longo do tempo é essencial para alcançar sucesso na adoção da dieta de Okinawa e na busca por um estilo de vida saudável e longevo.

Neste subcapítulo, exploraremos diversas estratégias eficazes que podem ajudar a superar obstáculos, manter a motivação em alta e garantir consistência nas escolhas alimentares e de estilo de vida.

Defina Metas Realistas e Tangíveis

O primeiro passo para manter a motivação é estabelecer metas realistas e tangíveis. Em vez de focar apenas na perda de peso, considere metas relacionadas à melhoria da saúde, aumento da energia, redução do estresse ou melhoria da qualidade de vida.

Defina objetivos específicos, mensuráveis e com prazos definidos para acompanhar seu progresso e celebrar suas conquistas ao longo do caminho.

Eduque-se e Mantenha-se Informado

A educação e o conhecimento sobre os benefícios da dieta de Okinawa e os princípios de uma alimentação saudável são fundamentais para manter a motivação. Dedique tempo para se informar sobre os alimentos, seus nutrientes, os impactos na saúde e os hábitos de vida saudáveis praticados em Okinawa. Isso ajudará a fortalecer sua convicção e a tomar decisões mais conscientes e alinhadas com seus objetivos de saúde.

Envolva-se em Comunidades de Apoio

Buscar apoio e compartilhar experiências com outras pessoas que compartilham dos mesmos objetivos pode ser extremamente motivador.

Procure grupos de apoio online ou presenciais, participe de fóruns, redes sociais ou grupos de interesse relacionados à dieta de Okinawa e à promoção de hábitos saudáveis. Compartilhar desafios, conquistas e dicas pode fornecer um apoio emocional valioso e motivar a manter o foco nos objetivos.

Varie e Experimente Novas Receitas

Manter a motivação na dieta também envolve diversificar o cardápio e experimentar novas receitas inspiradas na culinária de Okinawa. Explore diferentes combinações de ingredientes, técnicas de preparo e estilos de refeição para tornar suas refeições mais interessantes e saborosas. Isso ajuda a evitar a monotonia alimentar e a manter o entusiasmo pela alimentação saudável.

Pratique a Gratidão e o Autoconhecimento

Cultivar a gratidão pelo processo de mudança e pelo impacto positivo na sua saúde é uma forma poderosa de manter a motivação. Mantenha um diário de gratidão, onde você pode registrar seus progressos, as pequenas vitórias diárias e os momentos positivos relacionados à sua jornada de saúde.

Além disso, desenvolva o autoconhecimento, identificando gatilhos emocionais que podem levar a comportamentos alimentares inadequados e aprendendo estratégias para lidar com essas situações de forma saudável.

Estabeleça Rotinas e Hábitos Saudáveis

A consistência na adoção da dieta de Okinawa e de um estilo de vida saudável é construída por meio de rotinas e hábitos saudáveis. Estabeleça horários regulares para as refeições, reserve tempo para atividades físicas, sono adequado, momentos de relaxamento e práticas de autocuidado. Essas rotinas ajudam a criar um ambiente propício para manter as escolhas saudáveis de forma consistente e duradoura.

Celebre as Conquistas e Aprenda com os Desafios

Por fim, celebre cada conquista, seja ela grande ou pequena. Reconheça e valorize o esforço que você está fazendo para cuidar da sua saúde e bem-estar. Ao mesmo tempo, aprenda com os desafios e momentos de escorregão. Eles fazem parte do processo de mudança e podem oferecer insights importantes para ajustar sua abordagem e fortalecer sua determinação.

Ao aplicar essas estratégias em sua jornada na adoção da dieta de Okinawa e na busca por um estilo de vida mais saudável, você estará criando bases sólidas para alcançar seus objetivos de saúde e longevidade de forma consistente e gratificante.

A Importância do Acompanhamento Profissional

Na jornada de adoção da dieta de Okinawa e na busca por um estilo de vida saudável e longevo, o acompanhamento profissional desempenha um papel fundamental. Neste subcapítulo, discutiremos a importância de buscar orientação e apoio de profissionais de saúde qualificados, como nutricionistas, médicos e educadores físicos, e como esse suporte pode fazer a diferença em sua jornada de saúde e bem-estar.

Avaliação Personalizada e Orientação Especializada

Um dos principais benefícios do acompanhamento profissional é a realização de uma avaliação personalizada de suas necessidades nutricionais, condições de saúde e objetivos específicos. Um nutricionista qualificado pode realizar análises detalhadas de sua dieta atual, identificar deficiências nutricionais, alergias alimentares ou condições pré-existentes que possam influenciar suas escolhas alimentares. Com base nessa avaliação, é possível receber orientações e recomendações individualizadas para otimizar sua alimentação de acordo com as diretrizes da dieta de Okinawa e suas metas de saúde.

Educação e Orientação Nutricional

Além da avaliação inicial, o acompanhamento profissional oferece uma oportunidade para receber educação nutricional contínua e orientações práticas para implementar mudanças saudáveis em sua alimentação. Um nutricionista pode explicar os princípios da dieta de Okinawa, destacar os alimentos-chave e fornecer dicas para planejamento de refeições, compras saudáveis e preparo de alimentos nutritivos e saborosos. Essa orientação é fundamental para garantir que você esteja fazendo escolhas alimentares adequadas, equilibradas e alinhadas com suas necessidades individuais.

Monitoramento e Ajustes Constantes

O acompanhamento profissional também envolve o monitoramento regular de sua saúde e progresso na adoção da dieta de Okinawa. Um nutricionista pode acompanhar seu peso, composição corporal, níveis de energia, saúde digestiva e outros indicadores relevantes para avaliar o impacto da dieta em sua saúde global. Com base nessas informações, podem ser feitos ajustes nas recomendações nutricionais, adaptando-as às suas necessidades e evolução ao longo do tempo.

Esse monitoramento contínuo é essencial para garantir resultados sustentáveis e evitar potenciais desafios ou deficiências nutricionais.

Motivação e Suporte Individualizado

O acompanhamento profissional não se limita apenas a aspectos nutricionais, mas também envolve o fornecimento de motivação, suporte emocional e estratégias para lidar com desafios específicos. Um profissional de saúde pode ajudá-lo a identificar padrões comportamentais, superar barreiras emocionais relacionadas à alimentação e manter a motivação ao longo do processo de mudança de hábitos.

O suporte individualizado e o relacionamento de confiança estabelecido com o profissional são aspectos-chave para manter o foco, a consistência e o progresso em direção aos seus objetivos de saúde.

Integração Multidisciplinar

Além do acompanhamento nutricional, a integração com outros profissionais de saúde, como médicos, educadores físicos, psicólogos ou terapeutas, quando necessário, também é importante para uma abordagem abrangente e holística.

A saúde é um conjunto de fatores inter-relacionados, e uma equipe multidisciplinar pode oferecer suporte completo para sua jornada de bem-estar, abordando aspectos físicos, emocionais e comportamentais de forma integrada e coordenada.

Em resumo, a importância do acompanhamento profissional na adoção da dieta de Okinawa e na promoção de um estilo de vida saudável reside na personalização das orientações, na educação contínua, no monitoramento eficaz, no suporte emocional e na integração de conhecimentos multidisciplinares.

Ao investir nessa parceria profissional, você estará fortalecendo sua capacidade de alcançar e manter uma saúde ótima e duradoura, aproveitando ao máximo os benefícios da dieta de Okinawa e de práticas saudáveis para toda a vida.

Reflexões Finais e Convite à Transformação

Impacto da Dieta de Okinawa na Qualidade de Vida

A dieta de Okinawa tem sido objeto de estudo e admiração por seu potencial impacto positivo na qualidade de vida das pessoas.

Neste subcapítulo, vamos explorar de que maneira a adoção dos princípios dessa dieta pode transformar não apenas nossa saúde física, mas também aspectos emocionais, sociais e até espirituais, convidando a uma reflexão profunda sobre nossos hábitos alimentares e estilo de vida.

Longevidade e Vitalidade

Um dos aspectos mais notáveis do estilo de vida em Okinawa é a longevidade e a vitalidade dos seus habitantes. Os centenários dessa região são exemplos vivos de como uma dieta rica em alimentos naturais, com ênfase em vegetais, frutas, peixes e legumes, pode contribuir para uma vida longa e saudável.

Ao adotar os princípios dessa dieta, podemos aspirar não apenas a viver mais, mas a viver com qualidade, mantendo a vitalidade e o bem-estar ao longo dos anos.

Bem-Estar Mental e Emocional

Além dos benefícios físicos, a dieta de Okinawa também está associada a um maior bem-estar mental e emocional. A ênfase em alimentos nutritivos, antioxidantes e anti-inflamatórios pode ter um impacto positivo na saúde do cérebro, reduzindo o risco de doenças neurodegenerativas e promovendo uma mente mais clara e focada. Além disso, a conexão com a natureza, o ritmo de vida mais tranquilo e a valorização de momentos de lazer e convívio social contribuem para um equilíbrio emocional e uma sensação de plenitude.

Conexão com a Natureza e Sustentabilidade

A dieta de Okinawa não se limita apenas aos alimentos, mas também reflete uma conexão profunda com a natureza e a valorização da sustentabilidade. Ao priorizar alimentos locais, sazonais e de produção sustentável, contribuímos para a preservação do meio ambiente e para uma relação mais harmoniosa com o planeta. Essa consciência ambiental é essencial para garantir não apenas nossa própria saúde, mas também a saúde do ecossistema que nos sustenta.

Cultura e Tradição Alimentar

Ao adotar a dieta de Okinawa, não estamos apenas mudando nossos hábitos alimentares, mas também nos conectando com uma rica cultura e tradição alimentar. Aprender sobre os alimentos típicos dessa região, suas propriedades nutricionais e a forma como são preparados nos convida a uma jornada de descoberta e apreciação da diversidade culinária. Essa conexão com as raízes culturais nos enriquece como indivíduos e nos conecta com uma história milenar de sabedoria alimentar.

Convite à Transformação Pessoal e Coletiva

Ao finalizar esta obra, é importante destacar que a adoção da dieta de Okinawa vai além da simples mudança na alimentação; é um convite à transformação pessoal e coletiva. Ao cuidarmos da nossa saúde e bem-estar, estamos também contribuindo para um mundo mais saudável e sustentável. Cada escolha alimentar que fazemos tem um impacto não apenas em nossa própria vida, mas também nas futuras gerações e no planeta como um todo.

Que esta jornada de reflexões e aprendizados nos inspire a viver de forma mais consciente, saudável e alinhada com os princípios de Okinawa, buscando sempre o equilíbrio e a harmonia em todas as áreas da nossa vida.

Convidamos o leitor a considerar como esses princípios podem ser aplicados em sua própria vida, promovendo saúde, bem-estar e uma conexão mais profunda consigo mesmo e com o mundo ao seu redor.

Que esta jornada seja o início de uma transformação significativa rumo a uma vida mais plena e equilibrada.

É importante encerrar esta obra não apenas com reflexões, mas também com uma visão positiva e motivadora para aqueles que desejam iniciar ou continuar sua jornada em direção a um estilo de vida mais saudável e equilibrado.

O Poder da Mudança Gradual e Sustentável

Ao adotarmos a dieta de Okinawa e suas práticas de estilo de vida saudável, é fundamental compreender que a mudança não precisa ser radical ou imediata. Pequenos passos e mudanças graduais podem ter um impacto significativo ao longo do tempo. É a consistência e a persistência nas escolhas saudáveis que levam a resultados duradouros. Encorajamos o leitor a abraçar essa abordagem gradual e sustentável, cultivando hábitos positivos que perdurem ao longo da vida.

Autocuidado e Autoconhecimento

A jornada em direção a uma vida mais saudável também é uma jornada de autocuidado e autoconhecimento. Conhecer nossas próprias necessidades, limitações, preferências e objetivos é fundamental para tomar decisões conscientes em relação à alimentação, atividade física, sono e bem-estar emocional. Incentivamos o leitor a explorar seu próprio caminho de autocuidado, buscando equilíbrio e harmonia em todas as áreas da vida.

Resiliência e Adaptabilidade

No processo de transformação pessoal e adoção de novos hábitos, é natural encontrar desafios e obstáculos ao longo do caminho. A resiliência e a capacidade de se adaptar às mudanças são habilidades valiosas que nos permitem superar dificuldades e seguir em frente com determinação. Encorajamos o leitor a cultivar a resiliência, a aprender com os desafios e a ver cada obstáculo como uma oportunidade de crescimento e aprendizado.

Consciência Global e Impacto Individual

Ao abraçarmos um estilo de vida saudável, também nos tornamos agentes de mudança em um contexto mais amplo. Nossas escolhas individuais não afetam apenas nossa própria saúde, mas também têm um impacto na saúde do planeta e das comunidades ao nosso redor. Ao adotarmos práticas sustentáveis, apoiarmos a produção local e valorizarmos a diversidade alimentar, estamos contribuindo para um mundo mais saudável e equilibrado para as gerações futuras.

Celebrando o Progresso e Mantendo a Visão

Por fim, é importante celebrar cada conquista ao longo da jornada de transformação. Cada passo dado em direção a uma vida mais saudável e consciente merece reconhecimento e celebração. Ao mesmo tempo, é essencial manter uma visão de longo prazo, lembrando que a saúde e o bem-estar são uma jornada contínua, e cada dia é uma oportunidade para fazer escolhas que nos aproximem de nossos objetivos e aspirações.

Uma Jornada de Descobertas e Realizações

Encerramos este livro com uma mensagem de esperança e inspiração para o futuro. Que a jornada em direção a uma vida mais saudável seja uma jornada de descobertas, aprendizados e realizações. Que cada passo dado nos leve mais perto de uma existência plena, equilibrada e significativa. Que as lições e insights compartilhados aqui sejam um guia para uma vida com mais saúde, felicidade e propósito. Que o futuro seja um horizonte de oportunidades e transformações positivas, e que cada leitor encontre seu próprio caminho para uma vida abundante e gratificante.

Celebrando o Progresso e Mantendo a Visão

Por fim, é importante celebrar cada conquista ao longo da jornada de transformação. Cada passo dado em direção a uma vida mais saudável e consciente merece reconhecimento e celebração. Ao mesmo tempo, é essencial manter uma visão de longo prazo, lembrando que a saúde e o bem-estar são uma jornada contínua, e cada dia é uma oportunidade para fazer escolhas que nos aproximem de nossos objetivos e aspirações.

Uma Jornada de Descobertas e Realizações

Encerramos este livro com uma mensagem de esperança e inspiração para o futuro. Que a jornada em direção a uma vida mais saudável seja uma jornada de descobertas, aprendizados e realizações. Que cada passo dado nos leve mais perto de uma existência plena, equilibrada e significativa. Que as lições e insights compartilhados aqui sejam um guia para uma vida com mais saúde, felicidade e propósito. Que o futuro seja um horizonte de oportunidades e transformações positivas, e que cada leitor encontre seu próprio caminho para uma vida abundante e gratificante.

Dieta de Okinawa

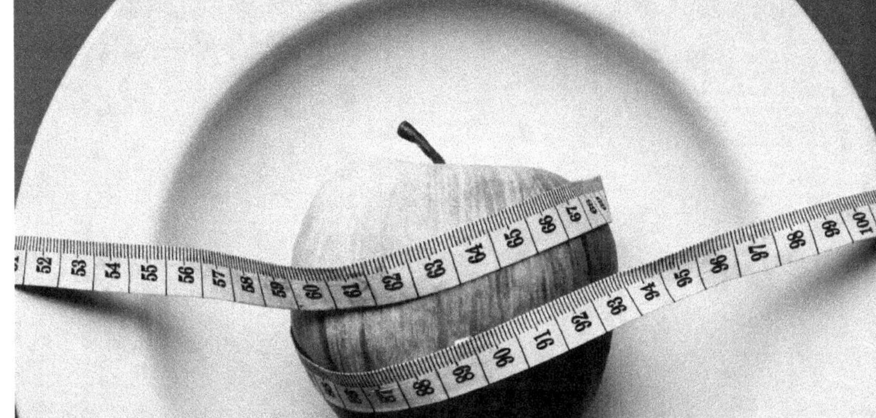

by Ren Yuuto

O SEGREDO JAPONÊS PARA PARA
EMAGRECER E VIVER MAIS